AF455020

ÉTUDES STATISTIQUES

SUR LA

CONSTITUTION MÉDICALE

ET LA MORTALITÉ DE LA VILLE DE METZ

Pendant l'année 1860,

PAR

M. le Docteur WARIN,

Médecin des hôpitaux et hospices civils de la ville de Metz, médecin de l'école secondaire préparatoire de Saint-Clément; médecin de l'administration des douanes; membre de plusieurs Sociétés savantes.

(Extrait de l'*Exposé des Travaux de la Société des Sciences médicales de la Moselle*, année 1860-1861.)

METZ

IMPRIMERIE ET LITHOGRAPHIE DE JULES VERRONNAIS

1860

1861

ÉTUDES STATISTIQUES

SUR LA

CONSTITUTION MÉDICALE

ET LA MORTALITÉ DE LA VILLE DE METZ

Pendant l'année 1860[1].

MESSIEURS,

L'étude de tout ce qui se rattache à la constitution médicale régnante est un des devoirs essentiels du médecin praticien. Il est incontestable qu'un médecin qui exerce dans un grand centre de population a un intérêt sérieux à connaître la marche des maladies observées par ses confrères, ainsi que le résultat des traitements qui ont été opposés à ces divers états pathologiques : de tous ces renseignements groupés, il ressort, pour lui un enseignement pratique utile à recueillir.

C'est ainsi que la Société des sciences médicales de la

[1] Membres de la Commission de Constitution médicale :
MM. Méry, Bamberger, Saunois, Winsbach, et Warin, *rapporteur*.

Moselle a su persévérer dans cette voie féconde qui lui a valu déjà de nombreux encouragements. Vous vous rappelez, Messieurs, que tout récemment encore, la Société de médecine d'une des plus grandes villes de France vous a demandé de lui faire connaître la marche que vous suivez pour vos études mensuelles sur la météorologie, la constitution médicale et la mortalité dans la ville de Metz.

Un des membres les plus distingués de cette savante compagnie, M. le docteur Morel, de Rouen, que vous avez inscrit parmi vos membres correspondants, avait assisté à quelques-unes de vos séances, et avec son esprit sagace, il comprit tout le fruit que, dans l'avenir, on pourra recueillir de ces matériaux, si laborieusement rassemblés, pour élucider des questions d'hygiène publique et d'épidémie.

A Lyon, la Société impériale de médecine vient de créer une commission spéciale pour l'étude des maladies régnantes. Vous le voyez, Messieurs, toutes les sociétés de médecine comprennent l'importance de la tâche que vous vous êtes imposée il y a déjà un grand nombre d'années.

La statistique annuelle des décès de la ville de Metz vous permettra d'appeler plus tard l'attention de l'administration sur l'insalubrité de certains quartiers, de certaines professions, et, grâce aux renseignements que vous avez entre les mains, vous pourrez indiquer les causes de la mortalité et proposer des mesures hygiéniques efficaces qui seront un bienfait pour notre population ouvrière.

La commission de constitution médicale de la Société m'a fait l'honneur de me charger du rapport pour l'année 1860, et je vais, en suivant les sages errements de mes devanciers, transcrire le résumé de ses observations de l'année.

MOIS DE JANVIER 1860.

Constitution atmosphérique.

État du ciel. — Le ciel est nuageux pendant onze jours; il est couvert deux jours ; sombre trois jours; il pleut treize jours; il neige deux jours.

Température. — La plus forte température dans le mois de janvier a été observée le 1er. Elle fut de + 13°. La plus faible a eu lieu le 10. Elle fut de — 1°,5. La différence est de 14°,5. La moyenne du mois a été de + 3°,5.

Pression atmosphérique. Le baromètre a atteint 760 mm., le 8. C'est la plus grande ascension du mois. La plus faible élévation a été observée le 5, elle fut de 722 mm. La différence est de 30 mm. La plus grande oscillation en vingt-quatre heures, du 6 au 7, est de 23 mm. La moyenne du mois a été de 743 mm.

Constitution médicale.

Dans le courant de janvier on observe des affections nombreuses de l'appareil respiratoire: des bronchites, des pneumonies, des coqueluches, des pleurésies. Il y a des décès nombreux dus à la phthisie pulmonaire, quelques cas de diarrhée séreuse chez les enfants sont signalés, ainsi que des rhumatismes articulaires aigus, coïncidant avec des oscillations brusques de température. Mais ce qui donne la constitution médicale, ce sont des cas nombreux de varioles graves, de varioloïdes.

Un fait signalé par un de nos collègues et qui porte avec lui ses enseignements, c'est que quatre cas de variole se sont montrés chez divers membres d'une même famille qui avait assisté à l'enterrement d'une personne morte de la variole. M. Morlanne, vous faisant parvenir son bulletin des maladies régnantes, relate qu'une femme atteinte d'une variole confluente est accouchée d'un enfant vivant qui ne portait pas de traces d'éruption.

MOIS DE FÉVRIER.

Constitution atmosphérique.

État du ciel. — Le ciel est clair deux jours ; il est nuageux dix jours ; il est sombre quatre jours. Il pleut cinq jours; il neige six jours. Il pleut et il neige à la fois deux jours.

Température. — La plus forte température dans le mois de février a été observée le 27. Elle fut de +5°,5. La plus faible a eu lieu le 15. Elle fut de — 10°. La différence est de 15°,5. La moyenne du mois fut de — 0°,6.

Pression atmosphérique. — La plus grande élévation du baromètre a eu lieu le 4 ; elle fut de 757mm. La plus petite ascension s'est montrée le 27 ; elle fut de 728 mm. La différence est de 29 mm. La plus grande oscillation en vingt-quatre heures, du 26 ou 27, fut de 27 mm. La moyenne du mois a été de 746 mm. 1.

Constitution médicale.

La variole sévit avec plus d'intensité que durant le mois précédent; on en cite des cas nombreux. Elle a été apportée au Bon-Pasteur par une jeune détenue qui sortait de la prison de Metz où il existait des cas de variole. Il faut noter encore que la rougeole et la scarlatine se sont montrées aussi pendant l'épidémie de variole. Il y a quelques cas d'érysipèles. Si on observe des affections pulmonaires comme dans le courant du mois de janvier, il existe de plus des affections du tube digestif, notamment des fièvres typhoïdes, des dysenteries.

A côté de ces affections, il faut ajouter des fièvres et des névralgies intermittentes, des rhumatismes aigus et chroniques, et des angines, des laryngites, et un cas de croup.

MOIS DE MARS.

Constitution atmosphérique.

Etat du ciel. — Le ciel est nuageux pendant douze jours ; il est couvert deux jours. Il pleut treize jours ; il neige trois jours ; il tombe de la grêle un jour. — En outre, et se confondant dans l'énoncé précédent, la pluie, la neige et la grêle sont tombées ensemble ou séparément dans la même journée, pendant cinq jours différents.

Température. — Dans le mois de mars, la plus forte température a été observée le 29, elle fut de + 12°. La plus faible fut de — 9° ; elle fut observée le 11. La différence est de 21°. La moyenne du mois fut de + 3°.

Pression atmosphérique. — La plus grande élévation barométrique a été de 755 mm. ; elle a eu lieu le 6. La plus petite ascension a eu lieu le 24 ; elle fut de 750 mm. La différence est de 25 mm. La plus grande oscillation, en 24 heures, du 23 au 24, fut de 18 mm. La moyenne du mois a été de 744 mm. 5.

Constitution médicale.

Sous l'influence d'une humidité continue, les maladies des voies respiratoires sont fréquemment observées : des bronchites aiguës, des bronchites capillaires, des pneumonies lobulaires chez les enfants, des pleurésies, des phthisies pulmonaires, des angines, un cas de croup, des coqueluches, quelques cas de fièvres muqueuses, des fièvres typhoïdes, des péritonites, des apoplexies, des convulsions chez les enfants, des affections de l'appareil cutané, des érysipèles, et enfin des varioles continuant en nombre assez considérable.

La variété des maladies, leur gravité, leur nombre, sous l'influence d'une température humide et froide, expliquent la grande mortalité pendant le mois de mars : c'est le chiffre le plus élevé de tous les mois de cette année.

MOIS D'AVRIL.

Constitution atmosphérique.

État du ciel. — Le ciel est nuageux pendant quatorze jours; il est couvert deux jours. Il pleut neuf jours. Aux jours de pluie précédents, il s'est mêlé pendant deux jours de la neige et de la grêle. En outre, il a neigé trois jours; il est tombé de la neige et de la grêle deux jours.

Température. — La plus forte température pendant le mois d'avril a eu lieu les 8 et 30 : elle fut de + 17°,5. La plus faible fut de 0°; elle eut lieu les 12 et 20. La différence est de 17°,5. La moyenne du mois est de + 8°,1.

Pression atmosphérique. — La plus grande élévation du baromètre a été de 755 mm.; elle a eu lieu le 30. La plus faible hauteur a eu lieu le 1er, elle fut de 732 mm. La différence est de 23 mm. La plus grande oscillation en 24 heures, du 10 au 11, fut de 7 mm. La moyenne du mois a été de 744 mm. 2.

Constitution médicale.

Les cas de variole qui avaient été nombreux pendant les deux mois précédents diminuent sensiblement; il y a aussi moins d'affections rubéoliques, scarlatineuses et moins d'érysipèles. On voit apparaître les fièvres intermittentes et on con te encore des bronchites, des pneumonies, des pleurésies avec épanchement, des rhumatismes, des névralgies. On observe des angines diphtéritiques, des cas de croup, et à l'hôpital militaire on constate quelques cas de pourriture d'hôpital.

Les embarras bilieux se montrent : des entérites, des diarrhées. Les cas de fièvre typhoïde diminuent.

MOIS DE MAI.

Constitution atmosphérique.

Etat du ciel. — Le ciel est clair deux jours ; il est couvert deux jours ; nuageux quinze jours. Il pleut douze jours. Il y a un orage dans le mois, le 26.

Température. — La plus forte température pendant le mois de mai a eu lieu le 11 ; elle fut de + 28°. La plus faible fut de + 6°, elle a eu lieu le 6. La différence est de 22°. La moyenne du mois fut de + 16°.

Pression atmosphérique. — La plus grande élévation du baromètre a été de 755 mm., elle a eu lieu le 22. La plus faible hauteur a eu lieu les 18 et 19, elle fut de 741 mm. La différence est de 14 mm. La plus grande oscillation en 24 heures, du 25 au 26, fut de 7 mm. La moyenne du mois a été de 747 mm.

Constitution médicale.

Les deux faits saillants qui doivent tout d'abord être notés sont : la fréquence et la perniciosité des fièvres intermittentes, puis les diphtérites qui, à l'hôpital militaire, viennent compliquer la marche des plaies. Il est à remarquer que dans cet hôpital il n'y a, pendant le mois de mai, que peu de malades blessés ; aussi ne faut-il pas admettre, dans cette circonstance, comme cause de ces affections ni l'encombrement des malades, ni de mauvaises conditions hygiéniques. Espérons que notre honorable collègue de la commission, qui est médecin en chef de cet hôpital, vous fera connaitre les réflexions que cette maladie lui aura suggérées. Dans ce travail, vous retrouverez certainement les qualités éminentes qui distinguent notre savant confrère. A peine quelques cas de fièvres exanthématiques, moins d'affections pulmonaires, mais des embarras gastriques, des diarrhées chez les enfants surtout, et quelques cas de fièvre typhoïde : telles sont les maladies les plus fréquemment observées pendant le mois de mai.

MOIS DE JUIN.

Constitution atmosphérique.

Etat du ciel. — Le ciel est nuageux pendant sept jours. Il pleut vingt-trois jours. Il y a deux orages dans le mois.

Température. — La plus grande température pendant le mois de juin a eu lieu le 24 ; elle fut de + 27°. La plus faible fut de + 11°,5 ; elle a eu lieu le 6. La différence est de 15°,5. La moyenne du mois fut de + 17°,2.

Pression atmosphérique. — La plus grande élévation du baromètre a été de 752 mm. ; elle a eu lieu le 27. La plus petite ascension a eu lieu le 10 ; elle fut de 739 mm. La différence est de 13 mm. La plus grande oscillation en 24 heures, du 10 au 11, fut de 8 mm. La moyenne du mois a été de 745 mm. 8.

Constitution médicale.

Les fièvres intermittentes continuent avec autant de fréquence et de ténacité que pendant le mois précédent ; il y aussi des cas pernicieux. Dans le quartier de la Basse-Seille surtout, ces affections sont communes. Etant de service à Bon-Secours, je signalai à l'attention de mes collègues que les cas observés à cet hôpital portaient sur des ouvriers occupés aux travaux de la ville pour la construction des égoûts.

Dans la pratique civile il est constaté quelques cas d'angines couenneuses, de croup, d'aphtes ; il y a aussi des diarrhées dyssentériques, des fièvres typhoïdes, des névralgies, des congestions cérébrales, plusieurs cas d'aliénation mentale, des névroses, chorée et hystérie.

MOIS DE JUILLET.

Constitution météorologique.

Etat du ciel. — Le ciel est nuageux quinze jours; il est sombre et couvert quatre jours. Il pleut douze jours. Il y a deux orages dans le mois.

Température. — La plus haute température pendant le mois de juillet a eu lieu le 16 ; elle fut de + 30°. La plus faible fut de + 10° ; elle eut lieu le 7. La différence est de 20°. La moyenne du mois fut de + 17°,7.

Pression atmosphérique. — La plus grande élévation du baromètre a été de 757 mm. ; elle a été observée le 3. La plus petite ascension a eu lieu le 29 ; elle fut de 741 mm. La différence est de 16 mm. La plus grande oscillation en 24 heures, du 3 au 4, fut de 5 mm. la moyenne du mois a été de 748 mm. 1.

Constitution médicale.

Les malades sont peu nombreux, la constitution médicale du mois dernier continue ; les fièvres intermittentes sont toujours fréquentes, notamment dans la garnison. Il y a cependant moins d'affections diphtéritiques ; on observe des embarras gastriques, des fièvres typhoïdes, des pneumonies et des pleurésies rares. Du reste, les affections ont été variées quant à leur siége et à leur nature.

MOIS D'AOUT.

Constitution météorologique.

Etat du ciel. — Le ciel est nuageux cinq jours ; couvert un jour. Il pleut vingt-cinq jours. Il y a un orage dans le mois.

Température. — La plus haute température pendant le mois d'août a eu lieu le 16 ; elle fut de + 26°. La plus faible fut de + 12° ; elle a eu lieu le 24. La différence est de 14°. La moyenne du mois fut de + 16°,2.

Pression atmosphérique. — La plus grande élévation du baromètre a été de 750 mm. ; elle a été observée le 1er. La plus petite ascension a eu lieu le 4 ; elle fut de 739 mm. La différence est de 11 mm. La plus grande oscillation en 24 heures, du 3 au 4, fut de 6 mm. La moyenne du mois a été de 745 mm.

Constitution médicale.

Dans notre ville, généralement pendant les mois d'août, de septembre et d'octobre, il y a peu de malades. Cette année, dans le mois d'août, les maladies ont été rares et bénignes, et la constitution médicale des mois précédents s'est modifiée, puisqu'à part quelques fièvres intermittentes éphémères, on n'observe plus que des maladies du tube digestif, des embarras gastriques, des diarrhées, particulièrement chez les enfants ; quelques cas très-rares de fièvres éruptives ; des accidents pléthoriques.

MOIS DE SEPTEMBRE.

Constitution météorologique.

Etat du ciel. — Le ciel est clair un jour ; il est nuageux neuf jours. Il pleut vingt jours. Il y a eu deux orages dans le mois.

Température. — La plus haute température pendant le mois de septembre a eu lieu le 24 ; elle fut de + 23°,5. La plus faible fut de + 5° ; elle a eu lieu le 12. La différence est de 18°,5. La moyenne du mois fut de + 14°,1.

Pression atmosphérique. — La plus grande élévation du baromètre a été de 755 mm., elle a été observée le 12. La plus petite ascension a eu lieu le 19 ; elle fut de 736 mm. La différence est de 19 mm. La plus grande oscillation en 24 heures, du 11 au 12, fut de 10 mm. La moyenne du mois a été de 746 mm. 5.

Constitution médicale.

L'état sanitaire de la ville est excellent. Le mois de septembre jouit d'une immunité remarquable chaque année. C'est le mois où il y a le moins de décès. La constitution médicale n'est point marquée et les affections que l'on observe portent presque toutes sur le tube intestinal. Il y a quelques névralgies, des congestions cérébrales.

MOIS D'OCTOBRE.

Constitution météorologique.

Etat du ciel. — Le ciel est nuageux seize jours; sombre deux jours. Il pleut douze jours. Il neige un jour. Il y a dans le mois cinq jours de fort brouillard.

Température. — La plus forte température du mois fut de + 16°,5 ; elle a été observée le 1er. La plus faible a été observée le 12 ; elle fut de = 0°. La différence est de 16°,5. La moyenne du mois fut de + 9°,2.

Pression atmosphérique. — La plus grande hauteur barométrique a été de 758 mm. ; elle a été observée le 5. La plus petite élévation de la colonne de mercure a eu lieu le 11 ; elle fut de 732 mm. La différence est de 26 mm. La plus grande oscillation en 24 heures, du 10 au 11, fut de 20 mm. La moyenne du mois a été de 750 mm.

Constitution médicale.

La constitution médicale pendant le mois d'octobre n'a rien de tranché. Les maladies observées semblent être sous la dépendance des variations brusques de température. Il y a des diarrhées, des dyssenteries, des entérites chez les enfants ; des indigestions cholériformes qui doivent être attribuées à l'usage immodéré de fruits à peine mûrs. A part ces maladies, on doit rapporter à l'humidité et au froid le retour des affections pulmonaires, bronchites et grippe, des douleurs rhumatismales et même aussi la fréquence et la ténacité des fièvres intermittentes qui, pendant le mois dernier, avaient été si bénignes et si rares.

MOIS DE NOVEMBRE.

Constitution météorologique.

État du ciel. — Le ciel est clair un jour ; il est nuageux douze jours, couvert trois jours, sombre trois jours. Il pleut neuf jours. Il est tombé une petite quantité de neige deux jours.

Température. — La plus forte température du mois fut de

+ 10°, elle a été observée le 15. La plus faible a été observée le 21 ; elle fut de — 3°,5. La différence est de 13°,5. La moyenne du mois fut de + 2°,8.

Pression atmosphérique. — La plus grande hauteur barométrique a été de 754 mm. ; elle a été observée le 7. La plus petite élévation de la colonne de mercure a eu lieu le 17 ; elle fut de 728 mm. La différence est de 26 mm. La plus grande oscillation en 24 heures, du 16 au 17, fut de 13 mm. La moyenne du mois fut de 744 mm. 1.

Constitution médicale.

Avec le froid, reparaissent les maladies inflammatoires : les pneumonies, les bronchites aiguës, les angines, les rhumatismes articulaires. On observe encore des névralgies, des coqueluches, des diarrhées chez les enfants ; quelques cas d'érysipèle et d'érythème, des fièvres muqueuses, des fièvres typhoïdes.

Les maladies sont en général plus graves, et le chiffre des décès qui avait été très-faible pendant les trois mois précédents a de beaucoup augmenté.

MOIS DE DÉCEMBRE.

Constitution météorologique.

Etat du ciel. — Le ciel est nuageux quatre jours ; il est couvert un jour ; sombre quatre jours. Il pleut douze jours. Il neige dix jours.

Température. — La plus forte température du mois de décembre fut observée les 6 et 8 ; elle fut de + 9°. La plus faible a été observée le 29 ; elle fut de — 7°,5. La différence est de 16°,5. La moyenne du mois fut de + 1°,6.

Pression atmosphérique. — La plus grande hauteur barométrique a été de 758 mm. ; elle a été observée le 29. La plus petite ascension a eu lieu le 9 ; elle fut de 722 mm. La différence est de 36 mm. La plus grande oscillation en 24 heures, du 28 au 29, fut de 19 mm. La moyenne du mois fut de 738 mm. 7.

Constitution médicale.

Pendant ce mois la constitution médicale n'est pas encore franchement inflammatoire. Cependant un état fébrile plus accusé que dans le mois dernier accompagne les maladies qui sont aussi plus fréquentes. Les fièvres intermittentes ont presque disparu et les affections du tube digestif ont diminué. Les affections catarrhales, en revanche, les bronchites, les pneumonies, les pleurésies, les rhumatismes articulaires aigus sont et plus tenaces et plus fréquemment observés. Il y a des congestions cérébrales, et, chez les enfants, des convulsions qui ont été rapportées par plusieurs médecins à l'action d'un froid intense.

Statistique de la mortalité de la ville de Metz pour l'année 1860.

Le chiffre des décès pour l'année 1860 est le plus faible qui ait été noté depuis seize ans. Cette observation ressort du tableau suivant qui contient l'indication pour chacune de ces années : 1° du chiffre de la population; 2° du nombre des naissances ; 3° de celui des décès.

ANNÉES.	CHIFFRE de la population.	NAISSANCES.	DÉCÈS.
1844	45,332	1152	1328
1845	45,674	1165	1201
1846	45,027	1223	1203
1847	45,611	1167	1476
1848	45,269	1203	1358
1849	45,695	1177	1284
1850	45,720	1287	1218
1851	43,484	1247	1179
1852	45,588	1258	1126
1853	46,435	1271	1224
1854	47,643	1234	1696
1855	46,796	1166	1530
1856	44,176	1204	1251
1857	47,070	1203	1493
1858	47,056	1260	1182
1859	47,524	1213	1341
1860	48,012	1175	1088

En 1860, les décès peuvent ainsi se décomposer :

Décès à domicile	819	1088
— à l'hôpital Bon-Secours	103	
— à Saint-Nicolas	95	
— à l'hôpital militaire	62	
Prisons civiles	7	

—

Les tableaux suivants indiquent les décès classés par appareil fonctionnel et par groupe de maladies, ainsi que leur nombre pour chaque mois de l'année et pour chacune des cinq sections de la ville.

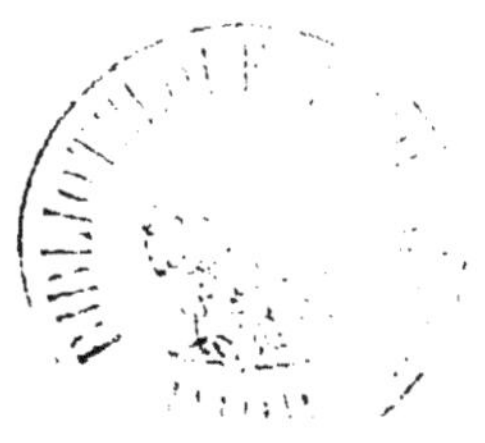

GENRES DE MALADIES.	Janvier. — Sections.					Février. — Sections.					Mars. — Sections.					Avril. — Sections.					Mai. — Sections.				
	1	2	3	4	5	1	2	3	4	5	1	2	3	4	5	1	2	3	4	5	1	2	3	4	5
Centres nerveux......	3	3	2	4	4	3	4	2	3	»	9	5	3	6	5	4	3	1	4	5	3	6	»	4	3
Appareil respiratoire .	12	3	2	6	3	13	11	1	3	7	22	9	3	12	8	20	11	6	10	6	12	11	3	7	4
— circulatoire .	3	2	»	2	1	2	1	»	»	4	3	»	»	1	2	4	2	»	»	1	3	1	1	5	»
— digestif.....	1	4	1	5	»	2	3	»	3	»	5	2	1	5	2	6	2	»	3	»	3	»	2	2	»
— genito-urin..	1	1	»	»	»	1	»	»	»	2	»	1	»	»	1	»	»	»	»	»	1	2	»	»	»
Fièvres typhoïdes	1	»	»	1	»	3	»	»	»	»	3	1	»	»	2	1	»	»	2	1	»	1	»	»	»
Fièvres intermittentes.	»	»	»	»	»	»	»	»	»	»	»	»	»	»	»	»	»	»	»	»	»	»	»	»	»
— exanthématiques	1	»	»	»	»	»	2	»	1	2	»	1	»	2	»	»	1	»	1	»	»	»	»	»	»
Cachexies et diathèses	2	2	1	2	»	1	»	1	4	1	1	3	»	»	2	4	»	»	»	»	2	2	1	2	2
Maladies non classées.	2	2	1	1	2	3	1	1	4	»	2	2	»	2	1	3	4	2	2	3	3	2	»	1	3
Enfants morts-nés, &c.	»	1	»	2	»	1	2	1	1	»	»	1	1	1	»	»	4	»	1	1	3	2	»	1	»
Vieillesse	1	»	1	3	1	1	2	3	1	»	»	2	»	1	»	»	2	»	»	»	3	1	»	4	1
Total des mois......	93					101					134					120					107				

GENRES DE MALADIES.	Juin. — Sections.					Juillet. — Sections.					Août. — Sections.					Septemb. — Sections.					Octobre. — Sections.					Novembre — Sections.					Décembre. — Sections.					Totaux.
	1	2	3	4	5	1	2	3	4	5	1	2	3	4	5	1	2	3	4	5	1	2	3	4	5	1	2	3	4	5	1	2	3	4	5	
Centres nerveux......	1	1	1	5	2	3	4	»	4	2	3	1	»	1	1	2	3	2	1	7	1	1	1	2	2	1	4	1	4	2	7	3	1	2	3	168
Appareil respiratoire .	9	4	1	4	6	11	6	»	3	3	7	4	1	6	7	3	3	2	»	3	5	6	»	2	2	5	3	1	4	4	10	4	2	6	4	346
— circulatoire .	4	1	»	3	»	5	2	»	1	1	7	4	»	2	»	2	»	2	»	»	2	1	»	2	1	3	3	2	1	1	1	1	1	3	1	95
— digestif.....	4	1	1	1	»	3	3	1	1	»	1	1	1	2	3	3	4	»	4	1	6	3	1	3	2	1	2	1	4	2	4	5	1	2	»	124
— genito-urin..	1	»	1	»	»	»	»	»	»	»	»	»	»	»	»	1	»	»	»	»	»	»	1	»	»	»	»	»	»	2	»	1	»	1	»	18
Fièvres typhoïdes	1	»	»	»	1	3	»	»	»	»	1	»	1	1	»	1	2	»	»	»	»	1	»	1	1	1	»	1	1	»	1	»	»	»	1	35
Fièvres intermittentes.	»	»	»	1	»	»	1	»	»	»	»	»	»	»	»	»	»	»	»	»	»	»	»	»	»	»	»	»	»	»	»	»	»	»	»	2
— exanthématiques	»	»	»	»	»	»	»	»	»	»	»	»	»	»	»	»	»	»	»	»	»	»	»	»	»	»	»	»	»	»	»	»	»	»	»	11
Cachexies et diathèses	3	2	1	2	1	5	4	»	»	1	3	3	»	1	»	2	2	»	2	1	1	3	»	3	1	1	2	1	1	1	1	»	1	1	1	84
Maladies non classées.	3	»	»	4	2	1	»	1	1	1	1	2	1	2	1	1	2	»	1	1	2	1	»	1	»	2	1	3	2	2	3	4	1	»	1	98
Enfants morts-nés, &c.	1	»	»	3	1	1	»	3	»	1	»	3	»	»	1	1	1	»	1	»	1	2	»	»	»	3	1	1	1	»	1	»	»	1	1	48
Vieillesse	2	1	»	1	»	»	»	»	3	1	»	1	»	2	»	1	»	»	»	»	1	1	1	1	»	6	2	1	1	1	2	»	2	5	2	59
Total des mois......	81					79					76					59					66					80					92					1,088

GENRES DE MALADIES.	Janvier.	Février.	Mars	Avril.	Mai.
Centres nerveux..	16	12	28	17	16
Appareil respiratoire......	26	35	54	53	37
— circulatoire.....	8	7	6	7	10
— digestif..	11	8	15	11	7
— genito-urinaire ..	2	3	2	»	3
Fièvres typhoïdes.......	2	3	6	4	1
— intermittentes......	»	»	»	»	»
— exanthématiques ..	1	5	3	2	»
Cachexies et diathèses ...	7	7	6	4	9
Maladies non classées. ...	11	9	7	14	9
Enfants morts-nés, etc...	3	5	4	2	6
Vieillesse....	6	7	3	2	9
Totaux.. ..	93	101	134	120	107

GENRES DE MALADIES.	Juin.	Juillet.	Août.	Septemb.	Octobre.	Novembre	Décembre	Totaux.
Centres nerveux..	10	13	6	15	7	12	16	168
Appareil respiratoire......	24	23	25	11	15	17	26	346
— circulatoire.....	8	9	13	4	6	10	7	95
— digestif..	7	8	8	12	15	10	12	124
— genito-urinaire ..	2	»	»	1	1	2	2	18
Fièvres typhoïdes.......	2	3	3	3	3	3	2	35
— intermittentes......	1	2	»	»	»	»	»	2
— exanthématiques ..	»	»	»	»	»	»	»	11
Cachexies et diathèses ...	9	10	7	7	8	6	4	84
Maladies non classées. ...	9	4	7	2	4	10	9	98
Enfants morts-nés, etc...	5	5	4	3	3	5	3	48
Vieillesse....	4	4	3	1	4	5	11	59
Totaux.. ..	81	79	76	59	66	80	92	1,088

Si les première et quatrième sections offrent des chiffres élevés pour les décès, il faut tenir compte des décès survenus à Bon-Secours et à Saint-Nicolas où les indigents de la ville viennent si souvent chercher refuge dans les derniers moments de leur existence, après avoir épuisé chez eux et leurs forces vitales, et leurs ressources pécuniaires.

Mortalité par sexe.

La mortalité par sexe, d'après le dépouillement, donne les résultats suivants.

Sexe masculin . . .	561
Sexe féminin . . .	527
Total . .	1088

Des 1088 décès, ainsi décomposés, il faut retrancher les 62 décès militaires, ce qui ne donne plus que 1026 décès pour la population civile qui est de 48,012 d'après le recensement annuel,

Ce qui donne les proportions suivantes :

Pour les hommes, 561 décès sur 21977 individus.
Pour les femmes, 527 décès sur 26035 individus.

Mortalité par âge.

Ce dépouillement a chaque année ses enseignements.

Pour 1860.

Enfants morts-nés ou décédés avant la déclaration. . 48

	Hommes.	Femmes.	
De 1 an à 5 ans	87	66	153
De 5 — à 10 —	41	41	82
De 10 — à 20 —	12	12	24

	Hommes.	Femmes.	Totaux.
De 20 ans à 30 ans	91	42	133
De 30 — à 40 —	45	42	87
De 40 — à 50 —	55	32	87
De 50 — à 60 —	63	51	114
De 60 — à 70 —	74	64	138
De 70 — à 80 —	48	88	136
De 80 — à 90 —	22	44	66
De 90 — à 100 —	1	4	5

Il faudrait, pour rendre complétement exact le chiffre des décès de l'enfance de 1 jour à 18 mois, ainsi que l'ont fait remarquer fort judicieusement mes collègues chargés de ce rapport annuel, ajouter au chiffre connu le nombre des enfants morts loin de leur famille, soit des suites de l'incurie de ceux à qui ils sont confiés, soit des suites d'un voyage souvent dangereux, tantôt parce qu'il est fort long, tantôt parce qu'il est fait par une température détestable.

Mortalité par mois.

Les mois se classent ainsi d'après leur chiffre de mortalité:

Mars	134	Juin	81
Avril	120	Novembre	80
Mai	107	Juillet	79
Février	101	Août	76
Janvier	93	Octobre	66
Décembre	92	Septembre	59

Mortalité par appareil fonctionnel.

Le classement numérique des décès par appareil fonctionnel et par groupe de maladies donne le résultat suivant :

	Hommes.	Femmes.	Totaux.
Centres nerveux.	92	76	168
Appareil respiratoire.	176	170	346
— circulatoire.	52	43	95
— digestif.	59	65	124
— génito-urinaire.	10	8	18
Fièvres typhoïdes	19	16	35
— intermittentes	2	»	2
— exanthématiques.	4	7	11
Cachexies et diathèses.	44	40	84
Maladies non classées.	58	40	98
Enfants morts-nés ou non viables.	29	19	48
Vieillesse.	16	43	59
	561	527	1088

Statistique des décès d'après les maladies.

	Totaux.	Hommes.	Femmes.
Phthisie pulmonaire. . .	156	83	73
Vieillesse	59	16	43
Pneumonie	56	27	29
Hypertrophie du cœur . .	51	26	25
Catarrhe pulmonaire . .	51	28	23
Entérite	48	24	22
Convulsions.	35	20	15
Fièvres typhoïdes	35	19	16
Hydropisies en général. .	32	11	21
Méningite	32	20	12
Apoplexie sanguine . . .	25	13	14
Asthme.	25	11	14
Apoplexie séreuse	24	13	11
Débilité et vice de conformation	22	15	7

	Total.	Hommes.	Femmes.
Hépatite	20	9	11
Accidents	19	16	3
Ramollissements.	19	14	5
Bronchite	16	11	5
Gastrite	16	6	10
Cancer	15	2	13
Tumeurs squirreuses. . .	13	0	13
Pleurésie	12	6	6
Laryngite	12	7	5
Scrofules	10	7	3
Variole	11	4	7
Carreau et tubercules . .	9	6	3
Diarrhée	9	6	3
Suicide	8	6	2
Myélite	8	3	5
Péritonite	8	4	4

Il ressort de tout ce travail que l'année 1860 a été des plus favorables pour la santé publique de la ville de Metz. En général peu de malades, peu de décès Si, dans l'énumération des maladies observées dans le cours de chaque mois le rapporteur a souvent parlé, pour les mois de janvier, février et mars, d'épidémie de variole, c'est que les cas de variole ont été assez nombreux dans la ville et se sont montrés très-intenses, quoiqu'il n'y ait eu que onze décès de varioleux. Assurément, si cette épidémie n'a point eu de proportions plus étendues, c'est au soin avec lequel les vaccinations et les revaccinations sont pratiquées dans notre département qu'il faut principalement l'attribuer.

Si on étudie les enseignements qui résultent du rapprochement du chiffre des décès avec les causes qui les ont déterminés, on constate, par exemple, que chaque année la phthisie moissonne un grand nombre de jeunes garçons et de jeunes filles; que les autres affections des voies respiratoires sont aussi des causes fréquentes de mortalité. Le rapporteur croit que pour chercher à atténuer ces tristes résultats, une sage et prévoyante hygiène est plus utile encore que l'usage des moyens thérapeutiques.

www.ingramcontent.com/pod-product-compliance
Ingram Content Group UK Ltd.
Pitfield, Milton Keynes, MK11 3LW, UK
UKHW021049260726
13994UKWH00005B/2411